CONTRIBUTION A L'ÉTU[...]

DE

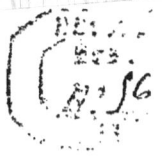

L'ANGOR NEVROSIQUE

PAR

Fernand MALRIEU

DOCTEUR EN MÉDECINE

MONTPELLIER
IMPRIMERIE MONTANE, SICARDI ET VALENTIN
Rue Ferdinand-Fabre et Quai du Verdanson
—
1911

CONTRIBUTION A L'ÉTUDE

DE

L'ANGOR NÉVROSIQUE

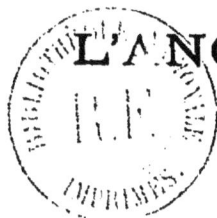

CONTRIBUTION A L'ÉTUDE

DE

L'ANGOR NEVROSIQUE

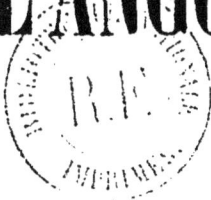

PAR

Fernand MALRIEU

DOCTEUR EN MÉDECINE

———————

MONTPELLIER

IMPRIMERIE MONTANE, SICARDI ET VALENTIN

Rue Ferdinand-Fabre et Quai du Verdanson

—

1911

PERSONNEL DE LA FACULTÉ

Administration

MM. MAIRET (✻).............. Doyen.
SARDA.................. Assesseur.
IZARD....,............. Secrétaire

Professeurs

Clinique médicale.............................	MM. GRASSET (✻).
	Chargé de l'enseig.t de pathol et thérap.génér
Clinique chirurgicale..........................	TEDENAT (✻).
Clinique médicale	CARRIEU.
Clinique des maladies mentales et nerveuses.......	MAIRET (✻).
Physique médicale.............................	IMBERT.
Botanique et histoire naturelle médicales..	GRANEL.
Clinique chirurgicale..........................	FORGUE (✻)
Clinique ophtalmologique.......................	TRUC (✻).
Chimie médicale..............................	VILLE.
Physiologie.................................	HEDON.
Histologie...................................	VIALLETON.
Pathologie interne............................	DUCAMP.
Anatomie...................................	GILIS (✻).
Clinique chirurgicale infantile et orthopédie........	ESTOR.
Microbiologie................................	RODET.
Médecine légale et toxicologie..................	SARDA.
Clinique des maladies des enfants................	BAUMEL.
Anatomie pathologique.........................	BOSC.
Hygiène....................................	BERTIN-SANS (H).
Pathologie et thérapeutique générales	RAUZIER.
	Chargé de l'enseignement de la clinique médicale.
Clinique obstétricale..........................	VALLOIS.
Thérapeutique et matière médicale...............	VIRES.

Professeurs adjoints : MM. DE ROUVILLE, PUECH, MOURET.
Doyen honoraire : M. VIALLETON.
Profes. honoraires : MM. E. BERTIN-SANS (✻), GRYNFELTT, HAMELIN (✻).
Secrétaire honoraire : M. GOT.

Chargés de Cours complémentaires

Clinique ann. des mal. syphil. et cutanées...	MM. VEDEL, agrégé.
Clinique annexe des maladies des vieillards.	LEENHARDT, agrégé.
Pathologie externe..........................	LAPEYRE, agr. l. (ch. de c.)
Clinique gynécologique......................	De ROUVILLE, prof.-adj.
Accouchements.............................	PUECH, profes.-adjoint.
Clinique des maladies des voies urinaires...	JEANBRAU, a. l. (ch. de c.)
Clinique d'oto-rhino-laryngologie...........	MOURET, profes.-adj.
Médecine opératoire........................	SOUBEYRAN, agrégé.

Agrégés en exercice

MM. GALAVIELLE.	MM. LEENHARDT.	MM. DELMAS (Paul).
VEDEL.	GAUSSEL.	MASSABUAU.
SOUBEYRAN.	RICHE.	EUZIERE.
GRYNFELTT (Ed.).	CABANNES.	LECERCLE.
LAGRIFFOUL.	DERRIEN.	FLEIG, chargé des fonct.

Examinateurs de la thèse ;

MM. RAUZIER, *président.*	MM. LEENHARDT, *agrégé.*
GRASSET, *professeur.*	GAUSSEL, *agrégé.*

A LA MÉMOIRE DE MES CHERS PARENTS

A MA FEMME

A MA CHERE PETITE FERNANDE

AUX MIENS

A MES AMIS

F. MALRIEU.

A MON PRÉSIDENT DE THÈSE

MONSIEUR LE PROFESSEUR RAUZIER

F. MALRIEU.

AVANT-PROPOS

Au cours de nos visites, malheureusement trop courtes, à la clinique médicale de M. le Professeur Rauzier, il nous a été donné de nous faire une idée de l'extrême et curieuse variété des manifestations de certains états névrosiques et notamment de l'hystérie. Aussi est-ce avec un intérêt tout particulier que nous avons abordé le présent sujet dont l'idée et les éléments primordiaux nous ont été fournis par M. le docteur Roger, chef de clinique dans ce même service. Nous devons dire tout d'abord que M. le Professeur Rauzier a fait sur l'angor névrosique une leçon clinique encore inédite et que notre modeste travail est basé sur une des très intéressantes observations concernant les malades de son service, observation qui fit l'objet d'une communication de MM. Rauzier et Roger, à la Société des sciences médicales de Montpellier dans la séance du 5 mai 1911.

Mais avant d'aller plus loin et d'entrer dans le vif de notre sujet, qu'il nous soit permis d'adresser tous nos remerciements à M. le Professeur Rauzier pour l'honneur qu'il nous a fait en acceptant la présidence de notre thèse.

Nous tenons à remercier aussi M. le docteur Roger, qui a bien voulu nous fournir le thème de notre petit ouvrage

INTRODUCTION

Nous diviserons notre travail en trois parties ou cha-
pitres. Dans le premier nous définirons l'angor pectoris,
nous en rappellerons la symptomatologie ordinaire et
nous passerons rapidement en revue les diverses théories
qui, à l'heure actuelle, prévalent pour en expliquer la
pathogénie.

Dans le second chapitre nous nous occuperons plus
spécialement de l'angor névrosique. Nous en ferons appa-
raître les caractères différentiels et les diverses modalités
cliniques.

Dans le troisième enfin nous insisterons sur la nature
de l'angor névrosique chez deux malades cardiaques dont
les observations furent prises, une d'ailleurs tout récemment, dans le service de M. le Professeur Rauzier.

Nous conclurons brièvement.

CONTRIBUTION A L'ÉTUDE

DE

L'ANGOR NÉVROSIQUE

CHAPITRE PREMIER

Définition. — Le terme d'angor pectoris fut créé en 1768 par Héberden et traduit : angine de poitrine alors qu'angoisse de poitrine nous eût de toute évidence paru plus rationnel. C'est cependant cette première dénomination qui a prévalu.

Si Morgani en 1707 et Hoffmann en 1734 décrivirent avec assez d'exactitude quelques-uns des symptômes de l'angor pectoris, ce fut en 1768 que Rougnon, puis Héberden, à quelques mois d'intervalle, décrivirent et isolèrent le tableau clinique de cette « maladie nouvelle ».

Parry en 1799 en donna le premier une description complète.

L'angine de poitrine ne constitue d'ailleurs pas une entité morbide ; ce n'est qu'un syndrome, c'est-à-dire une réu-

— 12 —

nion de symptômes insuffisants à eux seuls pour caractériser une maladie.

Et c'est un syndrome relevant de causes très diverses et offrant une importance essentiellement variable.

« L'angor pectoris, dit Landouzy (1), n'est pas plus une personnalité morbide qu'un accès épileptique ne saurait être considéré comme une maladie autonome, toujours semblable à elle-même... ce qui est vrai des accès convulsifs est vrai des accès d'angor pectoris, dans lesquels il faut savoir ne chercher qu'un syndrome pur ».

De même Huchard dans la Revue de médecine (1883) : « Il n'y a pas une angine de poitrine, il y a des angines de poitrine. Ce que l'on a coutume d'appeler de ce nom n'est pas une maladie mais un syndrome et comme tel, il peut représenter et représente des maladies différentes au même titre que les palpitations et les syncopes ».

Symptomatologie générale. — Ce syndrome est caractérisé par des crises paroxystiques survenant brusquement au milieu d'un état de santé apparente et composé essentiellement :

1° d'une douleur violente,
2° d'une angoisse terrible,
« C'est un étau formidable qui écrase la vie » (Parrot).

Cette douleur siège dans la région précordiale, soit à la pointe, soit à la partie moyenne, soit sous le sternum, parfois enfin dans le creux épigastrique. Dès 1791, Butter avait noté cette localisation possible de la souffrance angineuse.

Elle s'irradie ensuite ; les irradiations cervico-brachia-

---

(1) *Progrès Médical*, 1883.

les sont les plus fréquentes : cou, épaule, membre supérieur gauche, parfois s'arrêtant au coude, plus souvent se manifestant dans l'avant-bras et jusque dans les doigts, petit doigt et annulaire.

La douleur peut d'ailleurs suivre un trajet renversé (Charcot).

A cette douleur, à cette angoisse terrible qui l'accompagne, sentiment de mort prochaine, imminente, se joint fréquemment un refroidissement général, surtout sensible à la face et aux extrémités avec frissons et sueurs froides. Et le malade silencieux, n'osant plus respirer, attend avec anxiété que prenne fin cette « pause de la vie ».

Cet accès douloureux et subit dure peu et disparaît comme il est venu, laissant les malades las et inquiets ; il se termine trop souvent aussi par la mort subite ou rapide. Tels sont, sommairement rappelés, les traits principaux de la description classique de l'angor pectoris.

Pathogénie. — Nous avons déjà dit que le syndrome angine de poitrine relevait de causes très diverses. Notre intention n'est pas de mentionner, d'exposer ici les diverses théories émises sur sa pathogénie. Nous dirons simplement que deux théories principales synthétisent aujourd'hui les multiples opinions qui ne sont successivement fait jour.

1° Sténose des artères coronaires et ischémie du myocarde.

2° Lésion ou trouble fonctionnel des nerfs cardiaques.

Héberden, puis Latham, voient dans le spasme du cœur la cause de l'angor.

Parry, Hunter, Jenner, Kreyrig, invoquent, au début du XIXe siècle, le rétrécissement des artères coronaires.

Plus récemment encore, Potain, Germain Sée, Huchard,

se sont fait les champions de l'angor par lésion des coronaires. Huchard donne le nom d'angine de poitrine vraie à cette dernière, c'est l'angine matérielle, organique, celle « dont on meurt, la maladie de Rougnon-Héberden. » Il qualifie de fausses angines celles dont on ne meurt pas, « celles qui surviennent chez les arthritiques, les neurasthéniques, les hystériques, etc, (angines d'origine nerveuse), dans les dilatations cardiaques (angines d'origine myocardique) ».

En regard de cette théorie artérielle a été formulée la théorie nerveuse qui place dans une altération organique ou fonctionnelle du plexus cardiaque la cause de l'angine de poitrine.

Dès 1835, Gintrac (de Bordeaux), puis Laënnec, Piorry, Jaccoud, enfin Peter et surtout Lancereaux, contribuèrent successivement à fonder cette théorie. La grande angine, l'angine vraie de Huchard, relèverait de l'altération organique, de la névrite du plexus cardiaque ; la petite angine, , la fausse, la pseudo-angine serait due à une simple névralgie.

Cette théorie nerveuse explique les irradiations douloureuses par l'extension du processus aux rameaux du phrénique et à ses anastomoses cervico-brachiales.

La petite ou fausse angine serait donc due à une simple névralgie, dont l'origine peut être rapportée tantôt à une excitation réflexe partant soit de la périphérie (Capelle, Potain), soit d'un viscère abdominal : utérus, estomac, foie (Armaingaud, Potain, Barié), soit du myocarde lui-même : ectasie cardiaque aiguë ou dégénérescence graisseuse (Stokes, Grainger-Stewart.)

Cette forme est ordinairement atténuée, bénigne et sa pathogénie semble être acceptée par le plus grand nombre

qu'on l'appelle angor ébauché, pseudo-angine de poitrine
ou cardiacalgie.

La forme névritique, grave, voit par contre sa réalité
contestée par certains auteurs, partisans de la théorie
artérielle.

———————

CHAPITRE II

Nous venons donc de voir que l'on admettait une angine de poitrine par névralgie rapportée à une névrose.
Quelle peut être cette névrose ?

On a signalé l'angine de poitrine dans l'épilepsie, la
neurasthénie, l'hystérie, la maladie de Basedow, ainsi que
dans la névropathie cérébro-cardiaque de Krishaber.

De Brau a constaté des attaques d'angine de poitrine, et
Trousseau s'est efforcé de montrer que l'angor pectoris
pouvait être une des manifestations possibles de l'épilepsie larvée, de l'épilepsie hyperesthésique.

Landouzy a cité et étudié des cas dans lesquels les accès angineux ne sont que des étapes semées sur la route
de la neurasthénie.

Dans la maladie de Basedow, Trousseau constate l'angine de poitrine observée plus tard par Liégeois, Marie.

Mais c'est surtout dans l'hystérie que l'on observe ce
syndrome, et cela n'est pas étonnant, puisque l'on pourrait presque dire qu'il n'est pas de mal que l'hystérie ne
puisse simuler. Nous verrons plus loin qu'elle fait plus
que simuler, et qu'elle peut s'associer.

L'angor hystérique a été constaté pour la première
fois, en 1812, par Millot, et depuis par Bouchut, Charcot,
Marie, Huchard, Landouzy. Huchard en fit l'objet d'im-
portantes études, et Leclerc, son élève, put rassembler

vingt-huit observations. Elle y affecte des modalités variées, ce qui n'est pas pour surprendre quand on songe au polymorphisme de la névrose elle-même.

Les premiers travaux sur l'angor pectoris et notamment celui de Heberden, sont muets sur l'affection qui nous occupe ; il en fut de même pendant de longues années. Millot nous la révèle en 1812 ; de nombreux auteurs y font allusion dans la suite, mais même en 1885, la notion de l'angine de poitrine hystérique était peu répandue quand M. Landouzy commença son enseignement sur ce chapitre. Albot, Chevillot, Tikomiroff, Redhon (1) ont plus récemment encore apporté dans leurs thèses des observations de l'angor hystérique.

La fréquence en est plus grande chez la femme que chez l'homme, par suite évidemment de sa prédisposition plus marquée aux diverses manifestations de la névropathie. Elle n'est cependant pas rare chez l'homme (2).

On a distingué trois formes d'angor hystérique :

1° Forme névralgique, où le mal commence par la douleur au cœur avec irradiations en sens divers, suivant le trajet des nerfs en connexion avec le plexus cardiaque.

« Elle s'accompagne de névralgies diverses qui souvent peuvent survivre à l'accès, de névralgies intercostales, mammaires, crurales ou même de névralgie phrénique » (Huchard).

2° Forme vaso-motrice. Ici l'accès est dû à un spasme artériel généralisé, s'accompagnant d'une sensation de

---

(1) Redhon. Thèse Paris, 1895-96.
(2) Leclerc, Th. Paris, 1887.
   Chevillot, Th. Paris, 1893.

froid avec pâleur de la face et abaissement de la tempéra-
ture des membres. La douleur cardiaque n'apparaîtrait
que secondairement, avec ou sans irradiations. Alors que
le cœur peut rester calme et ralenti, il est souvent aussi
« agité par de folles palpitations qui ébranlent la paroi
précordiale » (Huchard). Le pouls est fort, vibrant, préci-
pité, ou il est faible, petit, serré, presque absent des deux
côtés ; d'autres fois, il est rapide, incomptable : 180 à 200
pulsations à la minute.

3° La forme mixte. C'est celle que l'on observe le plus
souvent.

Les causes occasionnelles des accès de l'angor hystérique sont différentes de celles de l'angor organique : ici, il
s'agit d'un effort musculaire, là d'une impression psychique (émotion, rêve), d'une cause banale (bruit insolite),
souvent même de rien d'appréciable.

Dans l'angine de poitrine névrosique, le début peut être
brusque et imprévu ; il est souvent précédé de quelques
phénomènes dont le malade connaît bien la signification ;
sorte d'aura, comme dans l'attaque convulsive de l'épilepsie ou de l'hystérie.

« La douleur précordiale n'ouvre pas toujours la scène.
Il y a souvent une aura périphérique brachiale caracté-
risée par de l'engourdissement, des fourmillements des
doigts de la main gauche, souvent même par des troubles
vaso-moteurs concomitants » (Rendu).

Donc, le début périphérique est fréquent ; il est excep-
tionnel dans l'angine organique.

Les angineux hystériques (et névrosiques) se plaignent
plutôt de gonflement, de tension interne, de pesanteur angoissante, que de douleur constrictive comme chez les angi-

neux vrais. C'est une sensation de distension, de cœur trop gros, sur le point de se rompre dans la poitrine.

En général, la douleur n'atteint pas le caractère d'angoisse terrible qui provoque cette sensation de mort imminente chez l'angineux vrai. Celui-ci ne traduit jamais cette angoisse terrible par des manifestations extérieures volontaires : gestes ou cris. Il n'extériorise pas sa souffrance. Il est figé dans une effrayante immobilité et attend en silence « la fin de cette agonie de souffrances ». Il a conscience que tout mouvement de sa part, ou toute intervention d'une personne étrangère ne pourrait que précipiter l'issue fatale.

Pendant la crise, le pseudo-angineux a une attitude bien différente ; il n'aime pas à faire sa crise seul ; il n'aime pas, dit Huchard, à souffrir en silence. Il parle, s'agite, ne craint pas l'effort. Il répète qu'il va mourir et exagère sa souffrance.

Il y a une mise en scène telle que l'on peut dire, comme dans toutes les manifestations névrosiques : beaucoup de bruit pour rien.

En général, dans l'angine organique, le pouls est calme, ralenti ; dans tous les cas, on n'observe jamais l'éréthisme cardiaque dont nous parlions plus haut.

Les troubles respiratoires : dyspnée, oppression, sont également fréquents dans l'angine hystérique.

Celle-ci se termine plus souvent aussi par des éructations, des baillements, des évacuations gazeuzes, des crises urinaires ou une sécrétion exagérée de larmes.

Crises longues d'emblée ; non plus une, deux minutes, mais plusieurs minutes, parfois plusieurs heures. On peut « avoir affaire à un véritable état de mal » (Gilles de la Tourette).

Quand les crises diminuent progressivement de durée, on peut espérer une guérison prochaine et définitive.

Les crises d'angine hystérique sont plus fréquentes la nuit que le jour.

Un autre caractère différentiel consiste dans la multiplicité des accès jointe à leur périodicité régulière.

Gilles de la Tourette attribue une grande importance à l'âge auquel s'installent les accès angineux pour porter le diagnostic de fausse angine de poitrine. Celle-ci apparaît chez les gens jeunes ; l'angor vrai reste l'apanage des gens plus âgés et apparaît en même temps que l'artério-sclérose, cette rouille de la vie. L'angor hystérique est plus fréquent au-dessous de 40 ans : c'est ce qui ressort des statistiques de Huchard et de Leclerc.

Modalités cliniques. — 1° L'angine de poitrine peut être la première manifestation de la névrose, ou du moins la première manifestation tapageuse. Il pouvait exister auparavant des stigmates qui ont passé inaperçus parce qu'on n'a pas songé à les chercher.

La suggestion joue parfois un rôle important dans l'étiologie de cette angine. Souvent, d'après Pitres, l'angor hystérique reconnaît pour cause occasionnelle la terreur inspirée aux malades par la vue d'une personne de leur entourage atteinte d'angine de poitrine ou de dyspnée cardiaque ;

2° Des troubles de l'estomac, du foie, de l'intestin, susceptibles à eux seuls de déterminer un accès, coexistent avec la névrose hystérique. Le diagnostic est à faire entre une pseudo-angine réflexe et une pseudo-angine hystérique ;

3° Il en est de même quand l'hystérique est en même

temps un intoxiqué (tabagisme, abus du thé, abus du café) ;

4° Plusieurs névroses peuvent être associées chez le même sujet : hystérie, neurasthénie, maladie de Basedow ;

5° Landouzy a montré l'apparition possible d'une an-gine de poitrine manifestement névrosique chez un sujet porteur d'altérations de l'aorte. On conçoit que le diagnostic sera alors particulièrement difficile : s'agit-il d'angor vrai lié à la lésion cardio-aortique ou d'angine hystérique.

Chez le même individu, on peut d'ailleurs voir se succéder des crises d'angine vraie et des crises de pseudo-angine, apparamment à des moments différents. Mais les deux élé-ments peuvent s'associer pour former des accès mitigés. « Chez un sujet hystérique, lorsqu'une affection organique se développe, les symptômes relatifs à chacune des deux affections peuvent se combiner de façon à constituer un *métis pathologique*, dont l'histoire naturelle doit être bien connue du clinicien » (Charcot).

CHAPITRE III

Si l'hystérie est, comme l'a dit Charcot, la grande simu-
latrice, il ne faut pas oublier en clinique qu'elle s'asso-
cie souvent à d'autres maladies. Et nous voulons insister
tout particulièrement sur ce fait, qu'une lésion organique,
capable à première vue d'expliquer à elle seule une angine de poitrine, peut n'agir que comme cause d'appel
et de localisation de la névrose sur un organe déjà en état
de moindre résistance.

Les observations concernant ce mode d'association
de la névrose hystérique et d'une lésion cardio-aortique
pour provoquer des crises d'angine de poitrine ne sont
pas des plus nombreuses. Nous en citerons tout d'abord
une particulièrement intéressante, prise dans le service
de notre maître, M. le professeur Rauzier, et communiquée
à la Société des Sciences médicales de Montpellier, dans
la séance du 5 mai 1911, par MM. Rauzier et Roger.

Il s'agit d'une malade manifestement atteinte de lésion
aortique, qui greffe sur cette lésion un syndrome angineux
ayant toutes les allures de l'angor névrosique.

P. P..., âgée de 50 ans, entre salle Espéronnier, n° 4, le
9 mars 1911, à l'hôpital Suburbain, dans le service du professeur Rauzier, pour des crises douloureuses précordiales
violentes s'irradiant vers la région pharyngée.

Ces crises, qui ont commencé depuis un peu plus d'un an, débutent par une douleur vive, occupant à la fois la région précordiale et la région épigastrique ; assez rapidement, la douleur remonte au gosier, avec sensation très pénible de brûlure, de constriction ; parfois survient une céphalée violente, avec sensation d'éclatement des os du crâne.

La malade est soulagée quand elle porte la main à son cou et comprime légèrement la région sous-hyoïdienne et lorsque, dans cette position, elle va, vient dans sa chambre.

Au cours de ces crises, il n'est pas rare qu'elle éprouve quelques douleurs dans les membres supérieurs, autant dans le membre supérieur droit que dans le membre supérieur gauche. Parfois elle est arrêtée par une sensation de défaillance des membres inférieurs et il lui est même arrivé de ne pouvoir se servir de ses bras.

La malade n'a jamais de perte de connaissance, de mouvements convulsifs, ni de morsure de la langue.

Ces crises sont fréquentes, survenant au moins une à deux fois par jour, le plus souvent sans raison. Leur durée est très variable et atteint jusqu'à une heure, une heure et demie.

Dans l'intervalle, la malade a pris l'habitude de tenir la main droite à son cou, tant pour éviter le retour d'un violent paroxysme que pour obvier à la constriction légère du pharynx qui persiste en dehors des grandes crises.

C'est dans cette attitude que nous la trouvons lors de notre premier interrogatoire et lors de la plupart de nos examens ultérieurs. Elle se plaint beaucoup de la nécessité où elle se trouve de comprimer presque tout le temps son cou et d'être ainsi très gênée pour les occupa-

tions de son ménage. Ce n'est pas cependant une attitude
constante ; il suffit, pour la voir cesser, de détourner un
peu longuement l'attention du sujet ; d'ailleurs, lorsque
la malade ne se croit pas observée, ce geste est loin d'être
aussi fréquent.

Il s'agit d'une femme très nerveuse, très impréssion-
nable, très loquace, n'ayant pas actuellement de crises
de nerfs, mais ayant de l'insomnie, quelques cauchemars,
des idées tristes et se mettant à pleurer au cours de l'interrogatoire.

Les fonctions motrices, sensitives et sensorielles ne paraissent pas troublées.

Il y a quelques palpitations lors des efforts, mais pas
de dyspnée, pas d'hémorragies.

L'appétit est conservé, les digestions sont lentes ; les
selles sont rares et accompagnées de glaires et de fausses membranes.

La malade dit avoir maigri.

Les troubles actuels paraissent remonter à un an ou un
an et demi et avoir coïncidé avec l'établissement de la mé-
nopause.

Il y a un an, il y a eu un léger œdème des membres inférieurs, avec albumine dans les urines, pour lesquels le
régime lacté a été institué pendant quelque temps.

Actuellement, l'analyse des urines donne les chiffres
suivants : quantité, 1600 ; densité, 1015 ; urée, 14,3 ; chlo-
rures, 6,20 ; albumine, 0,30 par litre.

Parmi les antécédents personnels, nous relevons une
paralysie faciale droite survenue à l'âge de 22 ans, à la
suite d'une émotion et ayant duré un an (paralysie du
type périphérique : œil droit constamment entr'ouvert) ;
des crises convulsives vraisemblablement de nature hys-

térique à l'âge de 42 ans (il y a huit ans) à l'occasion de la mort de son premier mari et ayant duré trois ans.

Il ne paraît pas y avoir eu de maladies nerveuses dans les antécédents héréditaires. Père et mère morts assez âgés, à 74 et 60 ans. Une sœur morte bacillaire ; un frère mort d'une maladie de foie, un frère, actuellement âgé de 70 ans, est en bonne santé.

Pas d'enfants.

L'examen porte d'abord sur le système nerveux, sur lequel notre attention est attirée tout d'abord.

La mobilité des membres inférieurs et supérieurs est normale ; il reste à la face un léger reliquat de la paralysie faciale droite, datant cependant de 28 ans ; la bouche est nettement oblique ovalaire et les rides du front sont plus creusées à gauche qu'à droite.

La sensibilité est à peu près égale dans les membres inférieurs et supérieurs ; au thorax, il y a un léger signe d'hypoesthésie du côté gauche. Anesthésie pharyngée, dont le degré est variable avec les examens. La pression dans la fosse iliaque gauche déclanche une douleur angoissante, avec sensation de boule pharyngée.

Le champ visuel est normal pour les deux yeux.

Les pupilles sont égales, régulières, contractiles. La mobilité oculaire est intacte.

En somme, l'examen du système nerveux concorde parfaitement avec les données fournies par le récit de la malade ; et de plus en plus, s'affirme, dans notre esprit, le diagnostic d'hystérie, déjà suffisamment net d'après les seules données de notre interrogatoire.

A l'hystérie ressortissent ces douleurs précordiales si fréquentes et de si longues durées et surtout cet angor pharyngé si spécial ci déterminant cette attitude si bizarre ; la présence dans les antécédents de crises convulsives si-

gno de la façon la plus nette le diagnostic, que corrobore
enfin l'examen ; hypœsthésie thoracique unilatérale, anesthésie pharyngée, zone hystérogène iliaque.

Mais avant de conclure, il reste à examiner les autres
appareils et notamment l'appareil circulatoire. Or, l'examen du cœur nous permet la constatation d'une lésion
venant compliquer le problème de ce diagnostic qui, jusqu'ici, nous avait paru si simple. Au foyer aortique, on
perçoit très nettement un double souffle assez rude, se
propageant le long du sternum ; on l'entend aussi au niveau de l'orifice mitral, mais avec beaucoup moins d'in-
tensité qu'à l'aorte. L'auscultation de toute la zone inter-
médiaire montre la diminution progressive de ce souffle
en allant de la base vers la pointe. Le souffle mitral n'est
donc que le souffle aortique propagé à la mitrale. Reste
à chercher l'origine de ce souffle aortique.

En l'absence de signes d'artériosclérose (artères sou-
ples, tension 17), d'une matité aortique accrue, d'un centre de battements aortiques, de thrill, d'inégalité pupil-
laire, d'inégalité ou d'asynchronisme des deux pouls, on
écarte le diagnostic d'anévrysme de l'aorte pour aborder
celui d'endocardite aortique. Signalons toutefois qu'à
l'examen radioscopique, l'aorte se dessine bien, dépassant
nettement, à droite, l'ombre médiane du sternum et don-
nant l'impression d'une légère dilatation, mais non point
d'un anévrysme.

Pouls : 92, régulier, assez plein.

L'examen laryngoscopique, pratiqué par M. le professeur Hédon, n'a pas montré de lésions laryngées. « Les
cordes vocales sont normales ; il y a un léger défaut d'ab-
duction en inspiration. Les crises paraissent dues à un
spasme glottique. »

Donc, lésion aortique indiscutable et, d'un autre côté, hystérie indéniable. S'agit-il d'une angine vraie, organique, ou d'une angine de poitrine névrosique ? Reportons-nous aux caractères différentiels de cette dernière, exposés au chapitre deuxième, et comparons-les aux caractères des accès de notre malade. Nous constatons que chez elle, les crises surviennent le plus souvent sans raison apparente ; que la malade va, vient dans sa chambre et ne garde par conséquent pas cette immobilité anxieuse de l'angineux vrai. Sa crise n'offre rien de dramatique et, de plus, elle dure longtemps, une heure, une heure et demie parfois. Nous voilà loin des deux ou trois mintues que dure l'autre genre de crise. Les accès sont, de plus, multiples et périodiques.

Nous devons, en plus de cela, remarquer que notre malade, bien qu'assez âgée, ne présente pas de lésion artério-scléreuse et nous savons que ce sont surtout les lésions de l'aorte, d'origine artérioscléreuse, qui provoquent l'accès d'angine organique. Nous concluons donc avec notre maître, M. Rauzier, qu'il s'agit bien ici d'une angine de poitrine hystérique à laquelle la lésion cardiaque a servi d'épine irritative.

M. le professeur Rauzier publia, d'autre part, en 1901, dans le Nouveau Montpellier Médical, une observation également intéressante, qui n'est pas sans analogie avec celle-ci et qui peut en être rapprochée.

Au numéro 6 de la salle Fouquet (clinique médicale de l'Hôtel-Dieu Saint-Éloi), entre un homme jeune, d'aspect chétif et de physionomie souffrante, qui accuse, dès le début de l'interrogatoire, des troubles du côté du cœur.

Atteint depuis son jeune âge de manifestations rhumatismales, qui l'ont frappé, nous dit-il, à quatorze reprises, on a, dès l'âge de sept ans, constaté l'existence d'une cardiopathie aortique.

Il a aujourd'hui 03 ans, et voilà 10 ans qu'il se plaint de violentes palpitations, de faiblesse générale et surtout de crises douloureuses à point de départ thoracique. Ces crises sont caractérisées par une contraction douloureuse du thorax, prédominant au niveau de la région précordiale, une angoisse des plus pénibles et des douleurs, qui, partant de la base du cœur, irradient, d'une part, vers la partie gauche du cou et de la nuque et, d'autre part, vers l'épaule gauche et suivant le bord cubital du même côté.

Leur durée ne dépasse pas une ou deux minutes ; elles se répètent fréquemment, il est rare qu'une journée en soit exempte ; le plus souvent, on en compte plusieurs dans les vingt-quatre heures, la nuit de préférence, et souvent à heure fixe.

Dans les intervalles des crises, le malade n'est ni dyspnéique, ni angoissé.

En outre de ces crises et pour la première fois de sa vie, il est atteint, depuis une huitaine de jours d'un violent catarrhe bronchique, nullement accompagné de fièvre, mais caractérisé par de la toux fréquente et une expectoration abondante de crachats muco-purulents.

A l'examen, on constate que le cœur est hypertrophié ; la pointe, déjetée en dehors, bat dans le sixième espace intercostal, les battements du cœur sont énergiques, réguliers, de fréquence normale ; nulle part il n'existe de frémissement à la palpation. Très nettement, on perçoit, à l'orifice aortique, un double souffle se prolongeant le long du sternum et se percevant, presque aussi intense, à l'orifice tricuspide. Aux autres orifices, on n'enregistre que le retentissement plus ou moins lointain du souffle aortique.

L'aorte ne paraît ni dilatée, ni indurée ; il n'existe pas d'éclat diastolique.

Le pouls, assez plein et très dépressible, est jusqu'à un certain point, bondissant ; ce caractère s'exagère lorsqu'on relève le bras du malade ; mais il n'a pas l'ampleur que l'on retrouve d'habitude dans l'insuffisance aortique. Les deux radiales, nullement athéromateuses, battent en même temps et avec la même énergie.

Tous les autres organes sont normaux ; c'est à peine si, du côté des bronches, on note quelques sibilances, un peu de rudesse respiratoire et de l'expiration prolongée sans aucune localisation suspecte.

S'agit-il encore d'angine fausse ou, comme il est permis d'y penser au premier abord, de l'angine qui tue ?

N'oublions pas que si les lésions de l'orifice aortique interviennent souvent dans la genèse de l'angor pectoris, c'est parce qu'elles sont généralement associées à des altérations d'ensemble du système artériel et en particulier à des altérations de l'aorte. Elles n'interviennent pas en tant que lésion d'orifice, mais en raison de leur origine vasculaire.

Dans le cas qui nous occupe, pas de signes d'aortite : le malade est d'ailleurs encore trop jeune pour présenter des altérations athéromateuse de l'aorte.

De plus, le rhumatisme articulaire aigu se retrouve à l'origine de la lésion. Ce n'est pas celle-ci qui, après réflexion, pourra expliquer les accès angineux. Le système artériel ne pouvant être mis en cause, quelle que soit l'opinion théorique que l'on admette sur la pathogénie du syndrome, on ne peut ici invoquer ni une lésion des coronaires avec ischémie du myocarde, ni une névrite du plexus cardiaque.

Il faut écarter nécessairement l'idée d'angine vraie et adopter celle de pseudo-angine. Mais quelle en est l'origine exacte ? Un examen plus approfondi de M. le professeur Rauzier lui révèle chez notre sujet des allures névropathiques, une hérédité, des habitudes névrosiques.

Le malade, petit et maigre, possède des traits délicats ; très féminin d'allures, il s'exprime avec recherche et semble vouloir laisser croire qu'il occupe une situation moins modeste que celle qu'il occupe en réalité. Sa mère, très nerveuse, présente des crises de nerfs. Enfin, c'est un morphinomane invétéré et, dit M. Rauzier, « je n'hésite point à vous présenter l'intoxication volontaire par la morphine, quand elle n'est point justifiée par la nécessité de mettre un terme à des douleurs intolérables, comme l'indice d'une tare nerveuse ». L'on voit déjà poindre la névrose chez notre sujet. Elle s'affirme par un examen plus minutieux. L'on dépiste facilement de l'anesthésie pharyngée, une demi-hypoesthésie gauche, un rétrécissement du champ visuel accompagné d'inversion des couleurs, c'est-à-dire des stigmates de l'hystérie.

Chez ce malade encore, la lésion cardiaque, véritable épine organique, est devenue en quelque sorte, pour la névrose, un centre d'attraction.

Redhon (Thèse Paris 1896) nous cite le cas de Victor L...., 26 ans, chez qui, à la suite d'une attaque violente de rhumatisme, ayant duré deux mois, on voit se développer une endocardite, avec localisation sur la mitrale. La pointe du cœur bat en dehors et au-dessous du mamelon. Roulement présystolique avec dédoublement du deuxième bruit. Rien à la base. Le malade se plaint actuellement de douleurs lancinantes à la région précordiale avec sentiment de constriction derrière le sternum et irradiation dans l'épaule gauche, le coude, les deux derniers doigts.

Respiration gênée, pas de sentiment d'angoisse.

Les accès se reproduisent très souvent ; il en a parfois deux ou trois dans les vingt-quatre heures. Ils surviennent de préférence la nuit et ne sont déterminés par aucune cause appréciable. L'évolution, la durée, le caractère nocturne des accès, leur fréquence font tout de suite penser à une angine de poitrine hystérique. Un examen plus précis révèle en effet plusieurs stigmates hystériques : abolition du réflexe pharyngien, plaques d'anesthésie sur la cuisse droite et la région antérieure du thorax à droite, zone d'hyperesthésie dans la fosse iliaque droite.

Il est probable, ajoute l'auteur, que la suggestion a joué ici un certain rôle dans la production du premier accès, étant donné qu'à propos des voisins de ce malade, Huchard traitait souvent les symptômes de l'angor pectoris. L'esprit du malade en aurait été vivement frappé et sa névrose aurait abouti d'autant plus vite à la production d'accès angineux, qu'elle se trouvait en présence d'un cœur taré et en état de moindre résistance.

Albot (Thèse Paris 1891) mentionne l'observation de Chuff..., chiffonnier, 24 ans.

Antécédents héréditaires névropathiques.

Antécédents personnels : incontinence d'urine jusqu'à 5 ans 1/2, chorée jusqu'à 13 ans 1/2. Rhumatisme articulaire aigu. Plusieurs pertes de connaissance à la suite de contrariétés. De temps en temps, palpitations, essoufflement.

Première crise d'angine de poitrine à la suite d'une contrariété. Douleur dans région précordiale, irradiation dans le cou et dans tout le membre supérieur gauche jusque dans les deux derniers doigts.

Durée : un quart d'heure.

Les crises laissent après elles de l'endolorissement du membre supérieur gauche et une sensation de brûlure dans l'hypochondre gauche. Elles reviennent deux à trois fois dans les vingt-quatre heures, à la suite de l'émotion ou de la contrariété la plus insignifiante, mais nullement influencées par le mouvement. Pas de sensation de mort imminente.

Points hystérogènes dans l'hypochondre gauche, dans la région épigastrique, un peu au-dessous du mamelon gauche et enfin dans les régions correspondant au siège des ovaires chez la femme.

Cœur : souffle présystolique à la pointe avec dédoublement du second bruit.

Le malade ayant été emporté par une pneumonie, on fait l'autopsie et l'on constate que les valves de la mitrale sont épaisses et indurées. Orifice aortique sain. Coronaires non rétrécies. Nerfs cardiaques ne présentant aucune lésion apparente.

Conclusion : encore pseudo-angine de poitrine hystérique chez un sujet présentant du rétrécissement mitral.

Albot (Thèse Paris 1891) cite encore le cas suivant :

Tod..., cordonnier, 35 ans, présente des antécédents nerveux héréditaires.

Toujours bien portant jusqu'à l'âge de 20 ans, a à cette époque du rhumatisme articulaire aigu (durée trois mois) semblant s'être immédiatement compliqué d'endocardite.

Il entre à l'hôpital pour crises douloureuses dans la région du cœur s'irradiant dans le cou et le membre supérieur gauche. Surviennent à n'importe quelle heure du jour et de la nuit, aussi bien à l'état de repos que pendant les mouvements.

Durée : 1/4 d'heure à 1/2 heure.

Cœur : souffle systolique à la pointe se propageant dans l'aisselle. Pouls petit et régulier.

Stigmates hystériques : hémianesthésie sensitivo-sensorielle à droite ; rétrécissement considérable du champ visuel du côté droit. Anesthésie pharyngée.

Voilà un certain nombre de malades chez qui la cardiopathie a créé une opportunité morbide spéciale ; il suffit d'une cause occasionnelle, futile la plupart du temps, pour que les phénomènes hystériques apparaissent. Huchard (1) a établi dans un même ordre d'idées que le cœur des descendants peut être, par le fait d'antécédents héréditaires cardiopathiques, prédisposé aux troubles fonctionnels. L'hérédité créerait sur l'organe un *locus minoris resistentiæ*, tout comme les lésions cardiopathiques précitées elles-mêmes.

Or, d'une façon générale, les grandes névroses affectent une prédilection incontestable pour les parties tarées de l'organisme, et c'est ainsi que se réalisent ces associations hystérico-organiques, dans lesquelles il est parfois difficile en clinique de faire la part de chacun des éléments constituants. Lésions, d'ailleurs aussi bien traumatiques qu'organiques, ont la propriété d'amener, de provoquer la localisation des névroses sur la région siège du choc ou de l'altération même minimes.

Quoi qu'il en soit, il n'est pas de médiocre intérêt de

_____

(1) *Progrès Médical*, 1889.

savoir si des troubles nouveaux survenus dans le cours d'une affection cardiaque sont le fait d'une aggravation de la lésion organique ou la conséquence de troubles nerveux transitoires, purement dynamiques. « Cela importe autant, dit Potain, à la tranquillité du malade et de son entourage qu'à la conduite thérapeutique qu'il faudra adopter. » Il convient de se persuader aussi que, si les accidents cardiaques ne sont pas en général graves quand il y a coexistence d'une névropathie, la névrose, en se localisant sur le cœur, augmente les chances d'asystolie et précipite son apparition.

Donc, dans les cas complexes, on ne peut s'entourer de trop d'éléments de diagnostic et il ne faut cesser d'avoir présents à la mémoire tous les caractères cliniques de l'accès angineux hystérique. Car la coexistence de l'hystérie et d'une lésion organique du cœur sur un même individu est chose banale. Le fait s'explique de lui-même quand on veut bien réfléchir à la fréquence des cardiopathies et à celle non moins grande de l'hystérie.

CONCLUSION

I.

A côté de l'angine de poitrine vraie, qui tire sa raison d'être de lésions organiques, à côté de cette angine toujours menaçante, dont on ne saurait trop noircir le pronostic, il existe des pseudo-angines et notamment des pseudo-angines hystériques qui doivent toujours se guérir quand on sait les reconnaître.

Elles apparaissent à un âge moins tardif, avant 40 ans surtout et sous l'influence d'une cause psychique ou même sans cause bien apparente ; de nuit plutôt que de jour.

Elles ont une durée relativement longue, sont multiples et périodiques.

Elles ne présentent pas le caractère dramatique avec immobilité cadavérique de l'angine vraie.

Il est donc possible de les différencier de celle-ci et le diagnostic, d'où découlera le pronostic et le traitement, doit être fait avec d'autant plus de soin que l'on pourra avoir affaire à une forme d'angor pectoris où la névrose sera associée à une lésion cardiaque, celle-ci ayant créé un *locus minoris resistentiæ* invitant la névrose à s'y localiser.

BIBLIOGRAPHIE

ALBOT. — Angine de poitrine hystérique chez les cardiaques. Thèse, Paris, 1891.

ARMAINGAUD. — Mémoires de la Société de Médecine et de
Chirurgie de Bordeaux, 1887.

CARDARELLI. — Fonctions du cœur et névroses. Naples,
1882.

CHEVILLOT. — Les précardialgies. Thèse, Paris, 1893.

GELINEAU. — Angines de poitrine.

GILLES DE LA TOURETTE. — Traité de l'hystérie.

HUCHARD. — Maladies du cœur et des vaisseaux.
— Journal de Médecine et de Chirurgie pratiques, 1883.
— Progrès Médical, 1889.

LANDOUZY. — Angine de poitrine et nervosisme arthritique.
— Progrès Médical, 1883.

LE CLERC. — Angine de poitrine hystérique. Thèse, Paris
1887.

LIEGEOIS. — Tribune médicale, 1882.

MARIE. — Revue de médecine de Paris, 1882.
— Progrès médical, 1889.

PETER. — Maladies du cœur, 1883.
— Cardiodynies hystériques. Journal de Médecine et
Chirurgie pratiques.

Pitrés. — Leçons sur l'hystérie.

Potain. — Angines de poitrine, Union Médicale, 1894.

Rauzier. — Montpellier Médical, 1901.

Rauzier et Roger. — Montpellier Médical, 1911.

Redhon. — Thèse, Paris, 1896.

Rendu. — Cliniques médicales, 1890.

Sée (Germain). — Maladies du cœur.

Stockes. — Traité des maladies du cœur.

Tikomiroff. — Formes cliniques de l'angine de poitrine.
Thèse Paris, 1894.

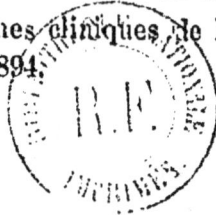

SERMENT

En présence des Maîtres de cette École, de mes chers con-
disciples, et devant l'effigie d'Hippocrate, je promets et je jure,
au nom de l'Être suprême, d'être fidèle aux lois de l'honneur
et de la probité dans l'exercice de la Médecine. Je donnerai
mes soins gratuits à l'indigent, et n'exigerai jamais un salaire
au-dessus de mon travail. Admis dans l'intérieur des maisons,
mes yeux ne verront pas ce qui s'y passe ; ma langue taira les
secrets qui me seront confiés, et mon état ne servira pas à
corrompre les mœurs ni à favoriser le crime. Respectueux et
reconnaissant envers mes Maîtres, je rendrai à leurs enfants
l'instruction que j'ai reçue de leurs pères.

Que les hommes m'accordent leur estime si je suis fidèle
à mes promesses ! Que je sois couvert d'opprobre et mé-
prisé de mes confrères si j'y manque !

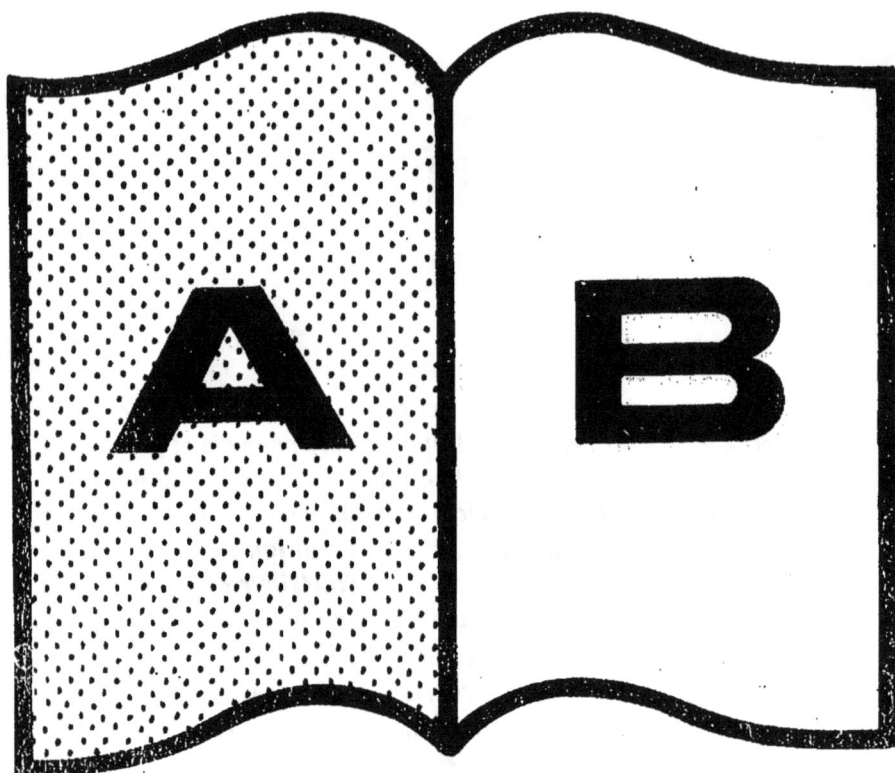

Contraste insuffisant

NF Z 43-120-14

www.ingramcontent.com/pod-product-compliance
Lightning Source LLC
Chambersburg PA
CBHW071439200326
41520CB00014B/3751